CONTENTS

INTRODUCTION

Desde tiempos inmemoriales, el romero ha sido un aliado invaluable en el ámbito de la salud y el bienestar. Esta hierba aromática, que crece abundantemente en diversas regiones de México, no solo es conocida por su distintivo aroma y sabor en la cocina, sino también por sus múltiples propiedades curativas. A través de los siglos, el romero ha sido utilizado por curanderos y terapeutas tradicionales, quienes lo consideran un recurso esencial para tratar una amplia gama de afecciones, tanto físicas como emocionales.

El conocimiento sobre los beneficios del romero no es nuevo; su uso se remonta a la antigüedad, donde culturas como los griegos y romanos lo veneraban no solo como una planta medicinal, sino también como un símbolo de amor y memoria. Se creía que su aroma potente y fresco ayudaba a mejorar la concentración y la memoria, razón por la cual se utilizaba en ceremonias y rituales.

En este libro, hemos recopilado 65 usos del romero, cada uno acompañado de una explicación sobre su origen, su aplicación y sus consideraciones. Desde remedios para aliviar el estrés y la ansiedad hasta soluciones para mejorar la digestión y fortalecer el sistema inmunológico, cada receta ha sido elaborada con el propósito de brindar una guía práctica y accesible para aquellos que buscan conectar con la sabiduría ancestral y los remedios naturales.

Este compendio no solo resalta la importancia del romero en la medicina tradicional, sino que también invita a los lectores a redescubrir el valor de lo natural en el cuidado de la salud. Cada uso presentado está basado en prácticas que han resistido la prueba del tiempo, ofreciendo un camino hacia el bienestar integral, donde la naturaleza se convierte en nuestra mejor aliada.

Te invitamos a sumergirte en el fascinante mundo del romero, a experimentar sus beneficios y a apreciar la herencia cultural que esta planta representa. Con cada uso, te invitamos a no solo cuidar de tu salud, sino también a honrar la sabiduría de generaciones pasadas que han encontrado en el romero un remedio eficaz y poderoso.

1. ALIVIAR EL DOLOR MUSCULAR

El dolor muscular puede ser causado por esfuerzo físico, tensión o lesiones. El romero tiene propiedades analgésicas que ayudan a aliviar este tipo de malestar.

Remedio: Masajear el área afectada con aceite esencial de romero diluido en aceite base (como aceite de coco o almendra).

Consideraciones: Aplicar dos veces al día hasta que el dolor mejore.

Precauciones: No aplicar en heridas abiertas o piel irritada.

2. MEJORAR LA DIGESTIÓN

*El malestar digestivo puede deberse
a la indigestión o gases. El romero
es un carminativo que ayuda a
aliviar la hinchazón y los cólicos.*

Remedio: Preparar una infusión de hojas secas de romero (1 cucharadita por taza de agua) y tomar después de las comidas.

Consideraciones: Consumir después de comidas pesadas o cuando se sienta malestar.

Precauciones: No utilizar en exceso, ya que puede causar irritación estomacal en personas sensibles.

3. REDUCIR LA CAÍDA DEL CABELLO

La pérdida de cabello puede ser causada por factores genéticos, hormonales o estrés. El romero estimula el cuero cabelludo, promoviendo el crecimiento del cabello.

Remedio: Hacer una infusión de romero y usarla como enjuague final después del champú.

Consideraciones: Usar de 2 a 3 veces por semana.

Precauciones: Evitar el contacto con los ojos.

4. COMBATIR EL MAL ALIENTO

El mal aliento puede ser causado por bacterias en la boca. El romero tiene propiedades antimicrobianas que ayudan a combatir estas bacterias.

Remedio: Hacer gárgaras con una infusión de romero tibia.

Consideraciones: Realizar después de cada comida.

Precauciones: No tragar la infusión.

5. ALIVIAR EL DOLOR DE CABEZA

El dolor de cabeza puede ser causado por estrés, deshidratación o tensión muscular. El romero tiene propiedades relajantes que pueden ayudar a aliviar este dolor.

Remedio: Inhalar el vapor de una infusión de romero.

Consideraciones: Realizar de 5 a 10 minutos de inhalación.

Precauciones: Evitar si se tiene sensibilidad a los olores fuertes.

6. ESTIMULAR LA MEMORIA

La falta de memoria o dificultad para concentrarse puede ser consecuencia del cansancio o estrés. El romero ha sido tradicionalmente utilizado para mejorar las funciones cognitivas.

Remedio: Inhalar aceite esencial de romero mediante un difusor o directamente del frasco.

Consideraciones: Usar en momentos de estudio o trabajo.

Precauciones: Evitar en personas con problemas respiratorios.

7. ALIVIAR EL REUMATISMO

El reumatismo causa inflamación en las articulaciones. El romero tiene propiedades antiinflamatorias que ayudan a reducir el dolor articular.

Remedio: Aplicar una compresa caliente de infusión de romero sobre las articulaciones doloridas.

Consideraciones: Realizar de 2 a 3 veces al día.

Precauciones: No aplicar en piel irritada.

8. MEJORAR LA CONCENTRACIÓN

El cansancio mental y la falta de concentración pueden dificultar las actividades diarias. El aroma del romero tiene propiedades estimulantes que ayudan a la concentración.

Remedio: Inhalar el vapor de una infusión de romero o usar aceite esencial en un difusor.

Consideraciones: Usar en sesiones de trabajo o estudio.

Precauciones: No usar directamente sobre la piel.

9. ALIVIAR EL DOLOR DE MUELAS

El dolor de muelas puede ser causado por infecciones o inflamación. El romero tiene propiedades antimicrobianas y antiinflamatorias que pueden ayudar a aliviar este malestar.

Remedio: Hacer gárgaras con infusión de romero tibia.

Consideraciones: Realizar 3 veces al día.

Precauciones: Consultar a un dentista si el dolor persiste.

10. TRATAR LA CASPA

La caspa es una afección común del cuero cabelludo que puede causar picazón y escamas. El romero ayuda a equilibrar la producción de grasa y combate los hongos.

Remedio: Usar una infusión de romero como enjuague capilar después del lavado.

Consideraciones: Usar 2 veces por semana.

Precauciones: Evitar el contacto con los ojos.

11. MEJORAR LA SALUD BUCAL

Las bacterias en la boca pueden provocar problemas como gingivitis y caries. El romero tiene propiedades antimicrobianas que pueden ayudar a mantener la boca saludable.

Remedio: Hacer gárgaras con una infusión tibia de romero.

Consideraciones: Usar después de cepillarse los dientes, 2 veces al día.

Precauciones: No sustituye el uso de un enjuague bucal o el tratamiento dental profesional.

12. TRATAR LA CONGESTIÓN NASAL

La congestión nasal suele ser causada por resfriados o alergias. El romero tiene propiedades descongestionantes que pueden ayudar a despejar las vías respiratorias.

Remedio: Inhalar el vapor de una infusión de romero.

Consideraciones: Realizar inhalaciones durante 10 minutos, 2 veces al día.

Precauciones: Evitar inhalar el vapor si está demasiado caliente para prevenir quemaduras.

13. PREVENIR INFECCIONES EN CORTES MENORES

Los cortes menores pueden infectarse si no se tratan adecuadamente. El romero tiene propiedades antimicrobianas que ayudan a prevenir infecciones.

Remedio: Lavar la herida con una infusión de romero tibia y cubrir con una gasa limpia.

Consideraciones: Aplicar dos veces al día.

Precauciones: No usar en heridas profundas sin consultar a un médico.

14. ALIVIAR EL ESTRÉS Y LA ANSIEDAD

El estrés y la ansiedad son comunes en la vida diaria. El aroma del romero tiene propiedades relajantes que ayudan a calmar los nervios.

Remedio: Inhalar aceite esencial de romero mediante un difusor o en baños de vapor.

Consideraciones: Usar en momentos de alto estrés.

Precauciones: No ingerir el aceite esencial.

15. MEJORAR LA FUNCIÓN HEPÁTICA

Un hígado saludable es esencial para la desintoxicación del cuerpo. El romero puede estimular la función hepática y apoyar la digestión.

Remedio: Beber una infusión de romero una vez al día.

Consideraciones: Tomar por la mañana en ayunas durante una semana.

Precauciones: No usar en personas con enfermedades hepáticas sin supervisión médica.

16. REDUCIR LA CELULITIS

El romero tiene propiedades estimulantes que mejoran la circulación sanguínea, ayudando a reducir la apariencia de la celulitis.

Remedio: Aplicar aceite de romero diluido con un aceite base sobre las áreas afectadas y masajear con movimientos circulares.

Consideraciones: Realizar diariamente después de la ducha.

Precauciones: No aplicar en piel irritada o con heridas abiertas.

17. MEJORAR EL RENDIMIENTO MENTAL

El cansancio mental o la fatiga pueden afectar el rendimiento cognitivo. El romero ha sido utilizado tradicionalmente para mejorar la claridad mental.

Remedio: Inhalar aceite esencial de romero o beber una infusión.

Consideraciones: Usar antes de sesiones de trabajo o estudio.

Precauciones: Evitar el uso excesivo que puede causar irritación.

18. INFECCIONES DEL CUERO CABELLUDO

Las infecciones del cuero cabelludo, como la dermatitis seborreica, pueden causar molestias y pérdida de cabello. El romero tiene propiedades antimicrobianas que pueden ayudar a combatir estas infecciones.

Remedio: Aplicar una infusión de romero fría en el cuero cabelludo después del lavado.

Consideraciones: Realizar de 2 a 3 veces por semana.

Precauciones: Consultar a un dermatólogo si el problema persiste.

19. ALIVIAR EL SÍNDROME PREMENSTRUAL

Los síntomas del SPM, como dolor abdominal y cambios de humor, pueden afectar la calidad de vida. El romero tiene propiedades antiinflamatorias y relajantes que ayudan a aliviar estos síntomas.

Remedio: Beber una infusión de romero 2 veces al día una semana antes del periodo.

Consideraciones: Usar como apoyo durante los días más intensos del SPM.

Precauciones: No usar si se tienen alergias a las plantas aromáticas.

20. FORTALECER EL SISTEMA INMUNOLÓGICO

Un sistema inmunológico debilitado puede hacer al cuerpo más propenso a enfermedades. El romero contiene antioxidantes que ayudan a fortalecer las defensas naturales del cuerpo.

Remedio: Beber una infusión de romero diariamente durante una semana.

Consideraciones: Usar especialmente durante épocas de resfriados o gripes.

Precauciones: No exceder el uso de 7 días seguidos para evitar irritaciones gástricas.

21. ALIVIAR LAS PICADURAS DE INSECTOS

Las picaduras de insectos pueden causar irritación, hinchazón y picazón. El romero tiene propiedades antiinflamatorias y antisépticas que ayudan a calmar la piel afectada.

Remedio: Aplicar una infusión de romero fría en la zona afectada usando un algodón.

Consideraciones: Aplicar 2 a 3 veces al día para reducir la picazón.

Precauciones: No aplicar en zonas abiertas o heridas.

22. REDUCIR LA ANSIEDAD PREMENSTRUAL

Algunas mujeres experimentan altos niveles de ansiedad antes de su ciclo menstrual. El romero puede tener un efecto relajante sobre el sistema nervioso.

Remedio: Beber una infusión de romero dos veces al día en la semana previa al ciclo menstrual.

Consideraciones: Consumir durante los días de mayor ansiedad.

Precauciones: No utilizar si se tienen problemas hormonales sin consultar a un médico.

23. MEJORAR LA CIRCULACIÓN SANGUÍNEA

La mala circulación puede causar manos y pies fríos o entumecimiento. El romero es un estimulante natural que ayuda a mejorar el flujo sanguíneo.

Remedio: Aplicar aceite de romero diluido con un aceite base en las zonas afectadas y masajear suavemente.

Consideraciones: Realizar masajes circulares 2 veces al día.

Precauciones: No usar en personas con problemas de hipertensión sin consultar a un médico.

24. TRATAR INFECCIONES RESPIRATORIAS

Las infecciones respiratorias, como el resfriado común, pueden causar congestión y malestar. El romero tiene propiedades expectorantes que ayudan a despejar las vías respiratorias.

Remedio: Inhalar el vapor de una infusión de romero 2 veces al día.

Consideraciones: Realizar inhalaciones por 10 minutos para aliviar la congestión.

Precauciones: No inhalar si el vapor es demasiado caliente para evitar quemaduras.

25. MEJORAR LA APARIENCIA DE LAS ESTRÍAS

Las estrías son marcas en la piel causadas por el estiramiento excesivo. El romero ayuda a mejorar la elasticidad de la piel, reduciendo su apariencia.

Remedio: Aplicar aceite de romero diluido con aceite de coco en las áreas afectadas y masajear suavemente.

Consideraciones: Aplicar diariamente después de la ducha.

Precauciones: No usar durante el embarazo sin consultar a un médico.

26. CALMAR LOS NERVIOS ANTES DE DORMIR

El insomnio y la dificultad para conciliar el sueño pueden ser causados por estrés o ansiedad. El romero tiene un efecto relajante que ayuda a calmar los nervios.

Remedio: Beber una infusión de romero antes de acostarse.

Consideraciones: Consumir una taza cada noche durante una semana.

Precauciones: No exceder el consumo de una taza diaria para evitar efectos adversos.

27. DESINTOXICAR EL CUERPO

El cuerpo acumula toxinas a través de la alimentación y el ambiente. El romero tiene propiedades diuréticas que ayudan a eliminar toxinas mediante la orina.

Remedio: Beber una infusión de romero una vez al día durante 7 días.

Consideraciones: Aumentar la ingesta de agua durante el uso del remedio.

Precauciones: No usar si se tienen problemas renales o retención de líquidos sin consultar a un médico.

28. TRATAR EL ACNÉ

El acné es causado por un exceso de grasa y bacterias en la piel. El romero tiene propiedades antibacterianas y antiinflamatorias que ayudan a combatir las imperfecciones.

Remedio: Aplicar una infusión de romero fría con un algodón en las zonas afectadas.

Consideraciones: Aplicar dos veces al día, mañana y noche.

Precauciones: No usar en piel extremadamente seca o irritada.

29. ALIVIAR LA TOS

La tos puede ser causada por infecciones respiratorias o irritación de la garganta. El romero tiene propiedades expectorantes que ayudan a calmar la tos.

Remedio: Beber una infusión de romero 2 veces al día.

Consideraciones: Consumir durante 3 días o hasta que los síntomas mejoren.

Precauciones: No usar en personas con problemas crónicos respiratorios sin supervisión médica.

30. AUMENTAR LA ENERGÍA

El agotamiento o la fatiga pueden dificultar las actividades diarias. El romero es conocido por sus propiedades estimulantes, ayudando a revitalizar el cuerpo y la mente.

Remedio: Inhalar aceite esencial de romero en un difusor o beber una infusión.

Consideraciones: Usar por la mañana para un impulso de energía.

Precauciones: Evitar usar cerca de la hora de dormir para prevenir insomnio.

31. ALIVIAR EL DOLOR DE OÍDO

El dolor de oído puede ser causado por infecciones o inflamación en la zona. El romero tiene propiedades antimicrobianas y antiinflamatorias que pueden ayudar a reducir el dolor.

Remedio: Aplicar una compresa tibia de infusión de romero en el área externa del oído.

Consideraciones: Aplicar por 10 minutos, 2 veces al día.

Precauciones: No introducir la infusión directamente en el oído.

32. FORTALECER EL CABELLO DÉBIL

El cabello puede debilitarse debido a la falta de nutrientes o el daño por productos químicos. El romero estimula los folículos capilares, promoviendo el crecimiento del cabello y fortaleciéndolo.

Remedio: Hacer un enjuague final con infusión de romero después del lavado.

Consideraciones: Usar de 2 a 3 veces por semana.

Precauciones: No usar en exceso si el cabello tiende a ser seco.

33. ALIVIAR LA IRRITACIÓN OCULAR (COMPRESAS)

Los ojos irritados pueden ser causados por alergias o exposición al polvo. El romero tiene propiedades calmantes que ayudan a reducir la irritación.

Remedio: Aplicar compresas de infusión fría de romero en los ojos cerrados.

Consideraciones: Aplicar por 5-10 minutos, 2 veces al día.

Precauciones: Evitar que la infusión entre directamente en los ojos.

34. DESINFLAMAR LAS ENCÍAS

La inflamación de las encías puede ser causada por gingivitis o infecciones bucales. El romero tiene propiedades antiinflamatorias que ayudan a calmar las encías.

Remedio: Hacer enjuagues bucales con infusión tibia de romero.

Consideraciones: Realizar 2 veces al día.

Precauciones: No ingerir la infusión y consultar a un dentista si los síntomas persisten.

35. ALIVIAR LA CONGESTIÓN BRONQUIAL

La congestión bronquial puede ser causada por infecciones respiratorias. El romero ayuda a despejar los pulmones y facilita la respiración.

Remedio: Inhalar el vapor de una infusión de romero.

Consideraciones: Realizar inhalaciones por 10 minutos, 2 veces al día.

Precauciones: No usar en personas con asma sin supervisión médica.

36. MEJORAR LA DIGESTIÓN LENTA

Una digestión lenta puede causar malestar y pesadez después de comer. El romero tiene propiedades carminativas que ayudan a estimular el sistema digestivo.

Remedio: Beber una infusión de romero después de las comidas.

Consideraciones: Tomar una taza tras las comidas principales.

Precauciones: No usar en personas con problemas gástricos crónicos sin supervisión médica.

37. COMBATIR LA CASPA

La caspa es causada por un exceso de sequedad o grasa en el cuero cabelludo. El romero ayuda a equilibrar la producción de grasa y eliminar las escamas.

Remedio: Hacer enjuagues con infusión de romero después del champú.

Consideraciones: Usar 2 veces por semana.

Precauciones: No usar si el cuero cabelludo está irritado.

38. ALIVIAR LOS DOLORES DE CABEZA

*Los dolores de cabeza tensionales
pueden ser provocados por estrés
o tensión muscular. El romero tiene
propiedades analgésicas y relajantes
que pueden ayudar a reducir el dolor.*

Remedio: Inhalar el vapor de una infusión de romero o masajear las sienes con aceite de romero diluido.

Consideraciones: Usar en el momento de aparición del dolor.

Precauciones: Evitar el contacto directo con los ojos al usar aceite esencial.

39. MEJORAR LA MEMORIA

La memoria puede verse afectada por el estrés o la fatiga mental. El romero ha sido usado tradicionalmente para mejorar la claridad mental y la memoria.

Remedio: Inhalar aceite esencial de romero mediante un difusor o consumir una infusión.

Consideraciones: Usar durante momentos de estudio o trabajo intenso.

Precauciones: Evitar su uso excesivo, ya que puede causar irritación.

40. REDUCIR EL DOLOR MUSCULAR

El dolor muscular puede ser causado por sobrecarga física o tensión. El romero tiene propiedades antiinflamatorias y analgésicas que ayudan a aliviar los músculos adoloridos.

Remedio: Masajear las áreas afectadas con aceite de romero diluido.

Consideraciones: Aplicar después de la actividad física.

Precauciones: No usar en piel irritada o con heridas abiertas.

41. ALIVIAR LOS SÍNTOMAS DEL RESFRIADO

Los síntomas del resfriado, como la congestión nasal y el dolor de garganta, pueden causar incomodidad. El romero tiene propiedades descongestionantes y antimicrobianas.

Remedio: Inhalar el vapor de una infusión de romero.

Consideraciones: Realizar inhalaciones por 10 minutos, 2 veces al día.

Precauciones: No usar en personas con enfermedades respiratorias crónicas sin supervisión médica.

42. DESINFLAMAR LAS ARTICULACIONES

La inflamación de las articulaciones puede ser causada por artritis u otros problemas reumáticos. El romero tiene propiedades antiinflamatorias que pueden ayudar a aliviar el dolor articular.

Remedio: Aplicar aceite de romero diluido en un aceite base sobre las articulaciones doloridas y masajear suavemente.

Consideraciones: Aplicar 2 veces al día.

Precauciones: Consultar a un médico si el dolor es severo o persistente.

43. TRATAR EL MAL ALIENTO

El mal aliento puede ser causado por bacterias en la boca. El romero tiene propiedades antibacterianas que ayudan a combatir estas bacterias.

Remedio: Hacer gárgaras con una infusión tibia de romero.

Consideraciones: Usar 2 veces al día, después de cepillarse los dientes.

Precauciones: No sustituye el uso de un enjuague bucal comercial.

44. FORTALECER EL SISTEMA NERVIOSO

El estrés prolongado puede debilitar el sistema nervioso. El romero tiene propiedades tonificantes que ayudan a fortalecerlo y combatir la fatiga.

Remedio: Beber una infusión de romero una vez al día durante una semana.

Consideraciones: Tomar en momentos de mayor estrés o cansancio.

Precauciones: No exceder el uso recomendado.

45. COMBATIR LOS HONGOS EN LAS UÑAS

Los hongos en las uñas, o micosis, son comunes y difíciles de tratar. El romero tiene propiedades antimicóticas que ayudan a combatir las infecciones por hongos.

Remedio: Aplicar infusión concentrada de romero sobre las uñas afectadas con un algodón.

Consideraciones: Aplicar 2 veces al día durante varias semanas.

Precauciones: Consultar a un dermatólogo si la infección es grave o persistente.

46. MEJORAR LA CONCENTRACIÓN

La falta de concentración puede ser causada por distracciones o fatiga mental. El romero tiene propiedades estimulantes que pueden mejorar el enfoque mental.

Remedio: Inhalar aceite esencial de romero mediante un difusor o aplicando unas gotas en las muñecas.

Consideraciones: Usar durante periodos de trabajo o estudio.

Precauciones: Evitar su uso excesivo para prevenir irritaciones.

47. TRATAR EL PIE DE ATLETA

El pie de atleta es una infección por hongos que afecta la piel de los pies. El romero tiene propiedades antimicóticas que pueden ayudar a combatir la infección.

Remedio: Lavar los pies con infusión de romero 2 veces al día y secar bien.

Consideraciones: Usar durante 1 a 2 semanas.

Precauciones: Consultar a un médico si los síntomas persisten.

48. AUMENTAR LA LONGEVIDAD

El romero es conocido por sus propiedades antioxidantes que protegen las células del daño causado por los radicales libres, contribuyendo a una vida más saludable y prolongada.

Remedio: Beber una infusión de romero diariamente.

Consideraciones: Consumir como parte de una dieta equilibrada.

Precauciones: No exceder el uso diario recomendado para evitar efectos secundarios.

49. ALIVIAR LOS ESPASMOS MUSCULARES

Los espasmos musculares pueden ser causados por tensión o esfuerzo físico excesivo. El romero tiene propiedades relajantes y antiinflamatorias que ayudan a calmar los músculos.

Remedio: Aplicar aceite de romero diluido en las áreas afectadas y masajear suavemente.

Consideraciones: Aplicar al menos 2 veces al día.

Precauciones: No usar en piel sensible o irritada.

50. TRATAR LAS INFECCIONES EN LA PIEL

Las infecciones en la piel pueden ser causadas por bacterias u hongos. El romero tiene propiedades antimicrobianas que pueden ayudar a combatir estas infecciones.

Remedio: Aplicar una infusión de romero en las áreas afectadas con un algodón.

Consideraciones: Aplicar 2 veces al día.

Precauciones: Consultar a un médico si la infección empeora o no mejora en una semana.

51. ALIVIAR EL DOLOR DE ESPALDA

El dolor de espalda puede ser causado por mala postura, esfuerzo físico o tensión muscular. El romero tiene propiedades antiinflamatorias que ayudan a reducir el dolor y la inflamación.

Remedio: Masajear la espalda con aceite de romero diluido.

Consideraciones: Aplicar dos veces al día, especialmente después de realizar actividades físicas.

Precauciones: No usar en caso de lesiones graves sin consultar a un médico.

52. COMBATIR EL ENVEJECIMIENTO PREMATURO

La exposición al sol y a los radicales libres puede acelerar el proceso de envejecimiento. El romero es rico en antioxidantes, que ayudan a proteger la piel de los daños y el envejecimiento prematuro.

Remedio: Aplicar una infusión de romero como tónico facial dos veces al día.

Consideraciones: Usar después de limpiar la piel por la mañana y antes de dormir.

Precauciones: Evitar el contacto con los ojos.

53. MEJORAR EL ESTADO DE ÁNIMO

El estrés y la ansiedad pueden afectar el estado de ánimo. El aroma del romero tiene propiedades relajantes que ayudan a mejorar el humor y reducir el estrés.

Remedio: Utilizar aceite esencial de romero en un difusor o aplicar unas gotas en un pañuelo e inhalar profundamente.

Consideraciones: Usar en momentos de tensión o ansiedad.

Precauciones: Evitar inhalaciones excesivas o prolongadas.

54. ACELERAR LA CICATRIZACIÓN DE HERIDAS

Las heridas pueden tardar en sanar debido a infecciones o inflamación. El romero tiene propiedades antimicrobianas y antiinflamatorias que aceleran la cicatrización.

Remedio: Aplicar una infusión de romero fría sobre la herida con un algodón.

Consideraciones: Usar 2 veces al día hasta que la herida sane completamente.

Precauciones: No aplicar en heridas abiertas o sangrantes sin supervisión médica.

55. ALIVIAR LAS VARICES

Las varices son causadas por la mala circulación y pueden provocar dolor e incomodidad. El romero ayuda a mejorar la circulación sanguínea y reducir la inflamación en las venas.

Remedio: Masajear suavemente las áreas afectadas con aceite de romero diluido.

Consideraciones: Aplicar diariamente por las noches.

Precauciones: No aplicar en caso de heridas o piel irritada.

56. REDUCIR LA FIEBRE

La fiebre es una respuesta del cuerpo a infecciones. El romero tiene propiedades sudoríficas que ayudan a bajar la temperatura corporal al inducir la sudoración.

Remedio: Beber una infusión de romero templada y descansar bien cubierto para fomentar la sudoración.

Consideraciones: Tomar hasta que la fiebre disminuya.

Precauciones: No utilizar en casos de fiebre alta sin supervisión médica.

57. TRATAR INFECCIONES VAGINALES

Las infecciones vaginales causadas por hongos o bacterias pueden causar picazón e irritación. El romero tiene propiedades antimicrobianas que ayudan a combatir estas infecciones.

Remedio: Hacer lavados vaginales con infusión de romero tibia.

Consideraciones: Usar una vez al día durante 5 días.

Precauciones: Consultar a un ginecólogo antes de realizar cualquier tratamiento casero.

58. AUMENTAR EL APETITO

La falta de apetito puede ser causada por problemas digestivos o estrés. El romero estimula el sistema digestivo, ayudando a aumentar el apetito.

Remedio: Beber una infusión de romero 30 minutos antes de las comidas principales.

Consideraciones: Tomar diariamente hasta que el apetito regrese a la normalidad.

Precauciones: No utilizar si hay problemas de estómago persistentes sin supervisión médica.

59. ALIVIAR EL SÍNDROME DE PIERNAS INQUIETAS

El síndrome de piernas inquietas provoca incomodidad y movimientos involuntarios, especialmente por las noches. El romero ayuda a calmar los nervios y mejorar la circulación.

Remedio: Masajear las piernas con aceite de romero diluido antes de dormir.

Consideraciones: Usar diariamente para mejorar los síntomas.

Precauciones: Consultar a un médico si los síntomas persisten.

60. PREVENIR INFECCIONES DEL CUERO CABELLUDO

Las infecciones del cuero cabelludo pueden provocar irritación, caspa o pérdida de cabello. El romero tiene propiedades antimicrobianas que previenen estas infecciones.

Remedio: Aplicar una infusión concentrada de romero como enjuague final después de lavar el cabello.

Consideraciones: Usar de 2 a 3 veces por semana.

Precauciones: Evitar el uso excesivo en cabellos muy secos.

61. ALIVIAR EL DOLOR EN LOS PIES

*Los pies cansados o doloridos
pueden ser causados por largas
horas de pie o calzado inadecuado. El
romero ayuda a relajar los músculos
y reducir la inflamación.*

Remedio: Sumergir los pies en una infusión tibia de romero durante 15 minutos.

Consideraciones: Usar al final del día o después de largas caminatas.

Precauciones: No usar si hay heridas abiertas en los pies.

62. CONTROLAR EL ECCEMA

*El eccema es una condición de
la piel que provoca sequedad,
enrojecimiento y picazón. El romero
tiene propiedades antiinflamatorias
que ayudan a calmar los síntomas.*

Remedio: Aplicar una infusión de romero fría sobre la piel afectada con un algodón.

Consideraciones: Usar 2 veces al día.

Precauciones: Consultar a un dermatólogo si los síntomas empeoran.

63. CALMAR EL DOLOR DE MUELAS

El dolor de muelas puede ser causado por caries o inflamación. El romero tiene propiedades analgésicas y antimicrobianas que pueden aliviar el dolor.

Remedio: Hacer gárgaras con una infusión de romero tibia.

Consideraciones: Usar 2 veces al día hasta que el dolor mejore.

Precauciones: Consultar a un dentista si el dolor es intenso o persistente.

64. REDUCIR LA RETENCIÓN DE LÍQUIDOS

La retención de líquidos puede causar hinchazón en las extremidades. El romero tiene propiedades diuréticas que ayudan a eliminar el exceso de líquidos del cuerpo.

Remedio: Beber una infusión de romero una vez al día.

Consideraciones: Aumentar la ingesta de agua durante el tratamiento.

Precauciones: No usar si se tienen problemas renales sin supervisión médica.

65. TRATAR EL SÍNDROME DE COLON IRRITABLE

*El síndrome de colon irritable
causa dolor abdominal, diarrea
o estreñimiento. El romero tiene
propiedades antiespasmódicas que
pueden ayudar a calmar los síntomas.*

Remedio: Beber una infusión de romero 2 veces al día.

Consideraciones: Consumir durante los episodios de malestar.

Precauciones: Consultar a un médico si los síntomas son persistentes o severos.

A lo largo de estas páginas, hemos explorado juntos el vasto y fascinante mundo del romero, una planta que, aunque sencilla en apariencia, encierra un poder curativo inmenso. Desde tiempos ancestrales, su uso ha sido clave en la medicina tradicional, proporcionando alivio, bienestar y equilibrio tanto a nivel físico como emocional. Al igual que los antiguos curanderos que confiaban en sus propiedades, este libro ha buscado acercarte a ese conocimiento milenario, para que puedas beneficiarte de lo que la naturaleza nos ha regalado generosamente.

Esperamos que cada uno de los usos y remedios que has encontrado aquí te inspire a seguir explorando el potencial de las plantas medicinales y a conectar de manera más profunda con la sabiduría ancestral que vive en ellas. El romero no es solo una solución para diversos malestares, sino también un recordatorio de que la salud y el bienestar pueden encontrarse en los elementos más simples que la tierra nos ofrece.

Te agradecemos por confiar en este libro como una guía para el cuidado de tu salud de manera natural. Recuerda que el romero, al igual que otras plantas curativas, es un acompañante en tu camino hacia el bienestar. Al emplearlo con respeto y conocimiento, estarás honrando no solo tu cuerpo, sino también las prácticas ancestrales que han perdurado a lo largo del tiempo.

Jessica Díaz Morales